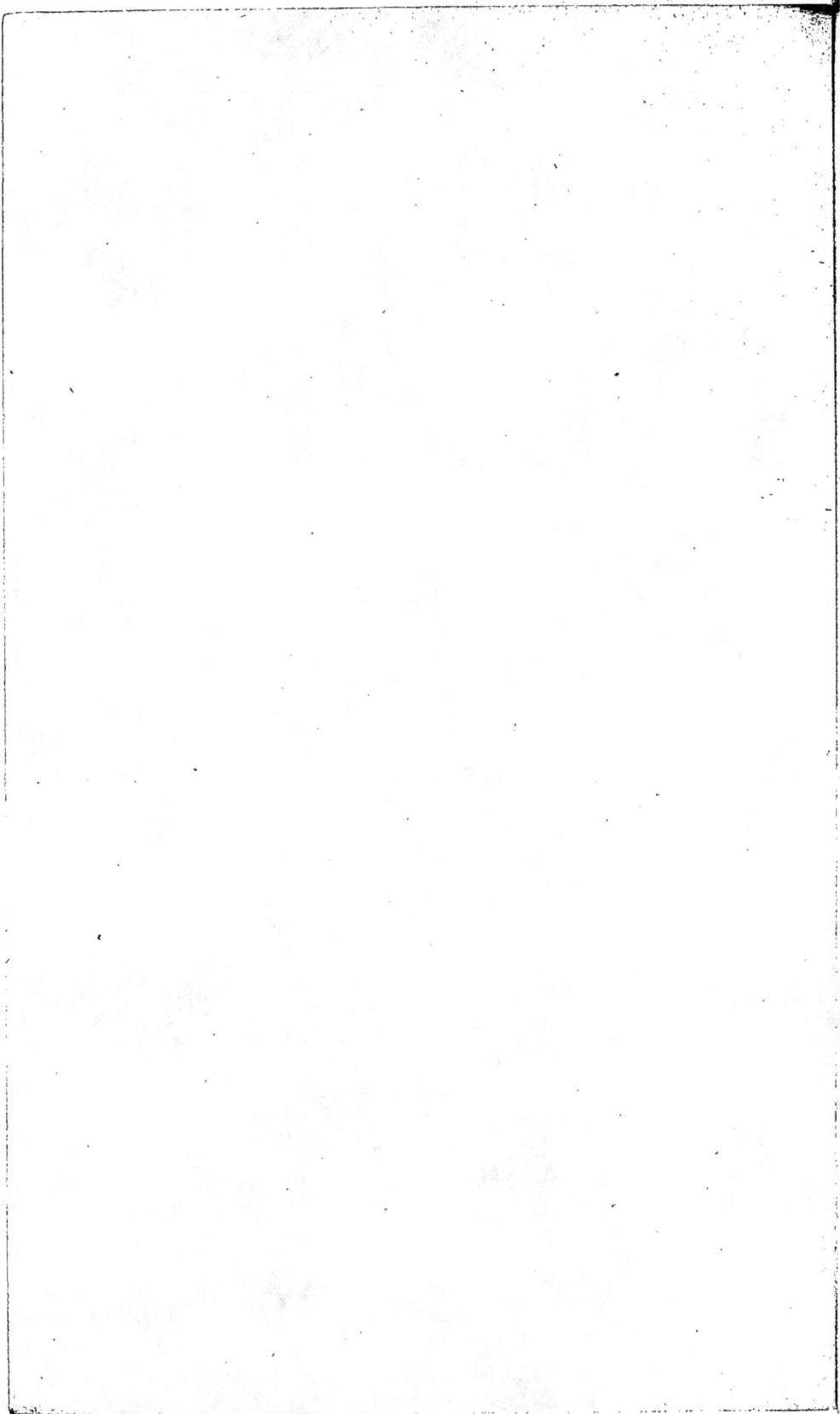

RECHERCHES

SUR L'ÉTAT DE LA MÉDECINE

DURANT LA PÉRIODE PRIMITIVE

DE L'HISTOIRE DES INDOUS

PAR

Le Docteur Ch. DAREMBERG

Professeur chargé du cours d'Histoire de la Médecine au Collége de France
Bibliothécaire de la bibliothèque Mazarine

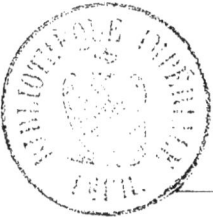

PARIS

CHEZ J.-B. BAILLIÈRE ET FILS

LIBRAIRES DE L'ACADÉMIE IMPÉRIALE DE MÉDECINE

Rue Hautefeuille, 19

—

1867

EXTRAIT

De l'Union Médicale (3ᵉ série), année 1867

RECHERCHES

SUR L'ÉTAT DE LA MÉDECINE

DURANT LA PÉRIODE PRIMITIVE

DE L'HISTOIRE DES INDOUS

1. — DU BUT QU'ON S'EST PROPOSÉ DANS CES RECHERCHES.

Les sources originales nous font complétement défaut pour la première période de l'histoire de la médecine grecque. Homère est notre plus ancien témoin, les poëmes homériques constituent nos plus antiques archives (1). Faut-il donc renoncer à donner de cette période une idée, même incomplète, et à en retrouver quelques traits caractéristiques? Non! Et c'est ici que nous devons faire intervenir l'histoire de la médecine indienne, en nous plaçant toutefois à un point de vue particulier et différent de celui qui a été choisi par les autres historiens. Ce n'est pas une comparaison que nous voulons établir maintenant entre la médecine grecque et la médecine indienne, d'après des ouvrages récents, d'après la compilation de Susruta par exemple (2); c'est la plus ancienne période de l'histoire de la

---

(1) Voy. notre *Essai sur la médecine dans Homère*; Paris, 1865, in-8°, où nous avons tâché de déterminer le caractère de la médecine des temps héroïques, et de donner en même temps un tableau aussi complet que possible des connaissances médicales de ces temps d'après les poëmes homériques.

(2) Nous reviendrons plus tard sur cette comparaison et nous aurons alors à discuter l'opinion des personnes qui pensent que la médecine grecque vient de la médecine indienne. Le docteur Allan Webb, résidant dans l'Inde, auteur d'un ouvrage important intitulé *Pathologia indica*, a soutenu par de faibles ou même par de faux arguments cette dernière opinion dans un écrit, qui a pour titre : *The historical relations of ancient Hindu with Greek medicin in connection with the study of modern medical science in India;* lecture faite en juin 1850, au Collège médical de Calcutta. *The Calcutta Rewiew,* 1850, vol. XIV, p. 541 et suiv. ; a donné une analyse détaillée et cependant insuffisante de ce discours. — M. Fr. Tredenlenburg a soutenu, le 12 juin 1866, à Berlin, une thèse fort instructive qui a pour titre : *De Veterum Indorum chirurgia,* 31 p. in-8°, et où il incline vers l'opinion de Webb, par des motifs plus raisonnables, mais que cependant je ne crois pas fondés.

médecine grecque que nous voulons retrouver dans la plus vieille littérature de l'Inde.

Aux âges primitifs, il n'y a pas d'autre littérature que la poésie religieuse et guerrière ; c'est là que le peuple met toute son âme, toutes ses passions, toutes ses croyances ; c'est là aussi qu'on trouve le reflet de toutes ses connaissances et le germe de la civilisation des âges subséquents. Mais « où sont les hymnes des anciens Hellènes récités par les Aedes ? Ils avaient des chants antiques, de vieux livres sacrés ; de tout cela il n'est rien parvenu jusqu'à nous. Quel souvenir peut-il donc nous rester de ces générations qui ne nous ont pas laissé un seul texte écrit (1) ? » Heureusement le passé d'un peuple ne meurt jamais complétement ; si nous ignorons ce que pensaient au moment où, quittant leur berceau (2), les diverses tribus qui furent plus tard confondues sous le nom d'Hellènes, commencèrent à couvrir l'Asie Mineure, les îles et le continent de la Grèce, c'est-à-dire bien longtemps avant Homère, nous pouvons, à l'aide du *Rig-Véda* (3), essayer de déterminer ce que pensaient et ce que savaient leurs proches parents, les Aryas de l'Orient, il y a près de trente-cinq siècles ; nous le pouvons à l'aide du *Rig-Véda*.

Comme rien n'est mieux démontré aujourd'hui que l'étroite parenté des habitants des bords du Gange avec les populations helléniques ; comme dans l'histoire de toutes les fractions de la race indo-germanique, on entrevoit à l'origine un idiome commun, et, dans la suite des temps, un même culte et les mêmes usages, on arrive, par une induction à la fois légitime et naturelle, à renouer pour un peuple les fils rompus de la tradition, en puisant dans les documents authentiques qui émanent d'un autre peuple. « A voir l'Indien tel qu'il est actuellement et avant qu'on connût les *Védas*, on devait avoir beaucoup de répugnance à considérer son existence comme une image des temps les plus anciens. Aujourd'hui on peut admettre avec pleine confiance que nous avons réellement sous les yeux dans l'état des Indiens à l'époque védique, un tableau extrêmement fidèle de la vie de nos ancêtres commune aux Indo-Européens (4). » Ainsi nous sommes autorisés à chercher dans les vieux hymnes des Védas une esquisse de l'état probable de la médecine chez les Hellènes durant une partie au moins de la période qui a précédé

(1) Fustel de Coulanges, *La cité antique*, 2ᵉ éd., Paris, 1866, p. 5. — Cf. Maury, *Relig. de la Grèce antique*, Paris, 1857, t. 1, p. 237 et suiv.

(2) Compris entre la mer Caspienne, les déserts de l'Asie centrale et la chaîne de l'Indou-Koh.

(3) Le Code de Manou, qui comprend des parties fort anciennes, répond assez exactement, du moins pour le degré de civilisation qu'il représente, au Code de Moïse. Le livre cinq renferme les préceptes d'hygiène religieuse, et le livre onze quelques noms de maladies ; mais tout cela est postérieur au *Rig-Véda* et plus voisin de l'*Atharva-Véda*, le plus récent des Védas.

(4) Weber, *Hist. de la litt. indienne*, trad. Sadous ; Paris, 1859, p. 15. — On consultera avec fruit cet ouvrage et les sept articles de M. Barthélemy Saint-Hilaire dans le *Journal des Savants* (ann. 1853 et 1854) sur les différentes espèces de Védas, leurs parties constitutives et accessoires, sur leur âge et sur les recensions ou commentaires dont ils ont été l'objet dans l'Inde jusqu'aux premiers siècles après Jésus-Christ, soit pendant la période védique, soit surtout pendant la période sanscrite.

Homère. Je dis une partie, car le plus ancien des Védas, le *Rig*, correspond à une époque beaucoup plus rapprochée de la réunion des peuples indo-germaniques en une même contrée, que l'époque dont le chantre de la ruine d'Ilion est l'héritier immédiat (1).

Le *Rig-Véda* nous montre les Aryas établis encore hors de l'Inde ou du moins sur les frontières nord-ouest de ce pays, entre le cours du Cabul et de l'Indus, et dans le Penjab, ce qui nous ramène au moins à l'an 1500 avant Jésus-Christ, comme limite la plus rapprochée de nous. Il est possible que le critique, pénétrant plus avant dans l'étude des Védas, déterminant avec plus de précision les diverses couches qui les ont successivement constitués (2), recule ces limites; nous les acceptons provisoirement, car elles sont assignées par les indianistes les plus éminents (3). Rien ne nous empêche, du reste, de porter nos regards bien au delà de ces 1500 ans, puisque la plupart des hymnes qui composent aujourd'hui le *Rig-Véda* (4) semblent avoir pris naissance au milieu des travaux paisibles de la vie pastorale et en dehors des préoccupations et des aventures de la conquête au delà de l'Indus (5). En tout ceci on ne saurait préciser les dates, mais on acquiert des données chronologiques approximatives qui sont d'un prix inestimable aux yeux de l'historien, et qui permettent de retracer les grandes lignes des origines de la civilisation indo-européenne.

Puisque de très-bonne heure la négligence des hommes ou les injures du temps ont détruit les premiers monuments de la littérature grecque, essayons de tirer du *Rig-Véda*, de ces hymnes magnifiques qui célèbrent comme des divinités tantôt les forces de la nature et tantôt certains objets terrestres ou matériels, tout ce qui peut servir à nous initier aux plus anciennes connaissances de nos ancêtres dans l'art médical. Interrogeons les Indous, ils nous répondront et porteront témoignage pour leurs frères les Hellènes (6).

(1) Cf. Maury, *Religion des Aryas*, p. 15, dans *Croyances et Légendes de l'antiquité*; Paris, 1863, in-8º.

(2) Voy. Max.-Müller, *Hist. of anc. sanskrit liter.*; London, 1859, p. 481 et suiv.

(3) Voy. Weber, *Hist. de la littér. indienne*, p. 15 et suiv. — Max. Müller, *l. l.*, p. 11, 63, et aussi 202 et suiv.; 525 et suiv., enfin p. 572. Cet auteur me semble pencher plutôt par l'an 1200 environ, du moins pour la réunion des hymnes en *Samhitâ.* — Pictet (*Orig. indo-europ.*, 2ᵉ éd., p. 726 et suiv.) arrive par d'autres voies au chiffre de Weber, et de Colebrocke pour la composition des plus anciens hymnes. — Les études sur la géographie de l'Inde ancienne confirment ces données chronologiques. Voy. Vivien de Saint-Martin, *Bulletins de la Société de géographie*, 1856; *Connaissance actuelle de l'Inde ancienne* (plus particulièrement p. 14-17); — du même, l'*Inde aux temps védiques*, dans *Revue germanique*, 1861, t. XV, p. 481, et t. XVI, p. 77.

(4) *Samhitâ du Rig*, recueil qui date du développement complet de la hiérarchie brahmanique et qui comprend un *trésor d'hymnes*, les uns plus anciens, les autres plus récents, mais paraissant appartenir pour la plupart au séjour des Aryas en deçà de l'Indus.

(5) Voyez Weber, *l. l.*, p. 98-105.

(6) Je me suis servi de la traduction de Langlois, Paris, 1848-1851, 4 vol. in-8º, et, pour les quatre premières sections, de la traduction beaucoup plus exacte de Wilson, Londres, 1850-1857; cette tra-

Une simple lecture du *Rig-Véda* nous conduit aussitôt à faire deux parts dans ce recueil d'hymnes; les six premières sections contiennent évidemment les hymnes les plus anciens; les deux dernières renferment au contraire ceux qui sont relativement les plus récents et qui ont le plus de rapports, ceux de la septième avec le *Sama-Védo* qui les reproduit à peu près entièrement, ceux de la huitième avec l'*Artharva-Veda*; c'est surtout dans ces deux dernières séries que commencent à se faire jour, comme l'a remarqué M. Max. Müller, l'anthropomorphisme et les systèmes de cosmogonie et de métaphysique.

Dans les six premières sections la médecine est tout entière et directement entre les mains des dieux; la thérapeutique n'a pas d'autre formulaire que les invocations et les prières. On ne peut pas dire qu'il y ait des dieux spéciaux de la médecine, puisque presque tous sont invoqués contre les maladies; cependant les deux Aswins, ces dieux *véridiques* et *protecteurs* (1), ces cavaliers jumeaux qui mettent les ténèbres en fuite, annoncent l'aurore et président au réveil bienfaisant de la nature(2), semblent plus spécialement chargés des soins de la santé.

2. — DIEUX PROTECTEURS DE LA SANTÉ.

Les Aswins sont appelés *médecins* ou *merveilleux médecins*, ou *médecins des maladies*, ou enfin *patrons et médecins* (3); on les invoque comme les amis les plus

---

duction ne comprend encore que ces quatre sections. Or. c'est précisément dans les quatre dernières que se trouvent les renseignements médicaux les plus nombreux et les plus importants; j'ai pu du moins suppléer à la traduction de Wilson en recourant au savoir et à l'obligeance de M. Ad. Regnier, de l'Institut, qui a bien voulu m'aider de ses conseils pour quelques passages importants. — M. le docteur Liétard, à la fois médecin et versé dans l'étude du sanscrit, n'a rapporté du *Rig-Véda* qu'un seul passage médical, à la page 2 de ses curieuses *Lettres historiques sur la médecine chez les Indous* (Paris, 1862, in-8°). — M. Weber qui, à plusieurs reprises, a parlé de la médecine dans le livre déjà mentionné, ne cite sous ce rapport que le *Sama-Véda*, l'*Atharta-Véda* et l'*Ayur-Véda* de Susrutas (p. 92, 252 et 387; cf aussi p. 41). — Je suis certain qu'une personne habituée aux textes sanscrits ferait dans le *Rig-Véda* une récolte moins abondante peut-être, mais non moins intéressante que celle que nous fournit Homère. — Sans doute la traduction de Langlois ne suffirait pas si on voulait entrer dans les plus minutieux détails, mais elle donne une idée exacte de l'ensemble des conceptions médicales contenues dans le *Rig-Véda*, et plus d'un érudit a tiré de cette traduction un excellent parti pour des travaux d'un autre ordre.

(1) Voy., par exemple, V, v, 8.—D'après la division la plus moderne suivie par M. Langlois, et que j'ai dû adopter, puisqu'il n'y a pas d'autre traduction complète en aucune langue et que je ne puis renvoyer mes lecteurs au texte sanscrit, le premier chiffre indique la *section*; le deuxième la *lecture*; le troisième l'*hymne*; et, quand il y a lieu, le quatrième désigne la *strophe*. A l'aide de l'index des hymnes ou *suktas* et de la table des noms propres qui se trouvent à la suite de chaque volume de la traduction de Wilson, il est aisé de rétablir, pour les parties communes, la concordance entre les deux divisions, la moderne en huit *ashtakas*, l'ancienne en dix *mandalas*. Du reste, les hymnes se suivent dans le même ordre; il n'y a de différence que dans les sous-divisions et dans le numéro des hymnes.

(2) On les a assimilés, non sans raison, aux *Dioscures* (Castor et Pollux).— Voyez Maury, *Religions de la Grèce antique*, t. I, p. 208, et *Croyances et Légendes de l'antiquité*, p.69.— M. Liétard, *Lettres sur l'hist. de la méd. chez les Indous*, p. 26, voudrait, comme Wilson, y retrouver les deux fils d'Esculape : Podalire et Machaon; mais ce rapprochement me paraît moins b en justifié.

(3) 1, viii, 4; 16. — VI, vi, 5; 1 — VII, viii, 7; 5. — VII, viii, 7; 3. — V, viii, 5; 6.

chers (1); partout on célèbre leur puissance, partout on demande leurs secours dans toute circonstance (2); on dit qu'ils sont chargés de guérir les maux (3), qu'ils connaissent la médecine, la vertu des plantes et des eaux merveilleuses (4); qu'ils portent la fécondité au sein des mères (5). Mais ces plantes salutaires, ces eaux merveilleuses qui protégent le corps contre les maladies, qui augmentent la vigueur et en qui sont toutes les vertus médicinales, ces eaux, ambroisie pour les dieux et santé pour les hommes (6), ce ne sont ni des plantes, ni des eaux médicamenteuses, mais les eaux qui servent aux libations et à la fabrication du *soma* (7), les plantes qui doivent prendre part aux joies du sacrifice en alimentant le feu sacré (8); elles servent en même temps à laver les souillures du péché et mettent à l'abri des imprécations injustes que les Indous redoutaient autant que nos paysans redoutent les *sorts*. On doit aussi remarquer qu'en beaucoup des passages qui viennent d'être signalés, il n'est pas toujours facile de reconnaître s'il s'agit ou de secours contre les maladies, de protection contre les calamités ordinaires de la vie, ou de remèdes contre les fautes commises; quelquefois même toutes ces idées paraissent confondues dans une même prière, par exemple, dans celle-ci où il est fait une allusion manifeste aux bons résultats qu'on attend des trois sacrifices de chaque jour, le matin, à midi et le soir (9) : « O Aswins, trois fois vous nous donnez les médicaments du ciel, trois fois les médicaments de la terre, trois fois aussi les médicaments du firmament; donnez à mon fils la fortune de Sangou (c'est-à-dire de l'*homme heureux*); favorisez-le des herbes salutaires, donnez-lui ce bien-être qui résulte de l'agrégat des trois humeurs (10). »

Quand les Aswins rendent la vue et la marche aux aveugles et aux boiteux (11), on doit croire qu'il s'agit non d'une cécité ou d'une claudication réelles, mais de la privation de la lumière et de l'engourdissement des membres durant la nuit et que dissipent à la fois les premières lueurs de l'aube et la vertu du sacrifice matinal (12);

(1) V, viii, 6; 3.

(2) Voyez, par exemple, I, vii, 18; 6. — VI, ii, 2.

(3) VI, iii, 4; 16-18.

(4) II, ii, 21; 6. Ce qui revient à l'épithète πολυφάρμακοι. — I, iii, 2; 6. Il est dit (II, i, 1; 4) que les eaux sont *mères* parce qu'elles fécondent la nature.

(5) II, ii, 21; 5.

(6) VII, vi, 4; 1 et 6. — I, ii, 4; 19-21.

(7) Voyez surtout I, iii, 2; 6, et Langlois, t. I, p. 258, note 27. — Cf. aussi VIII, i, 14; 9.

(8) V, iii, 15; 23, et Langlois, t. I, p. 258, note 27.

(9) I, iii, 2; 6.—Voy. aussi Langlois, t. I, p, 266, note 13. Il sera de nouveau question des humeurs, p. 13, § 5. — Cf. aussi I, ii, 9; 4.

(10) *Tri-d'hátu* : *vatta, pita, schlehman* ; c'est-à-dire le *vent* ou *souffle*, la *bile*, le *phlegme*.

(11) I, vii, 18; 8. — I, viii, 4; 16. — Cf. III, vi, 12; 19.

(12) Voy., par exemple, Langlois, t. I, p. 299, note 102 ; p. 577, note 40. — Cf. Wilson, t. I, p. 289, note *a*.

8

il ne semble pas que dans ces temps primitifs on ait jamais attribué aux dieux, au moins directement, de tels miracles. Ce sont encore des allégories que les passages où il est dit que les Aswins ont donné à Vispala une jambe de fer à la place de celle qu'elle avait perdue la nuit à la bataille (1); mais c'est une allégorie curieuse puisqu'on y trouve, à une époque si reculée, l'idée d'un membre artificiel. Cependant cette idée perd un peu de sa valeur ou du moins elle passe du domaine de la physique possible dans celui de la pure mythologie, quand on songe que dans des légendes postérieures, les Aswins, devenus médecins des dieux, remettent à Brahma la cinquième tête que Roudra venait de lui couper. C'est du reste le seul fait chirurgical que nous ayons recontré dans le *Rig-Véda*. Évidemment dans ce recueil d'hymnes qui, pour la plupart, datent de la vie pastorale des Aryas, la préoccupation des affections internes l'emporte de beaucoup sur l'observation des accidents des maladies dont la chirurgie se réserve le traitement. Or, c'est précisément le contraire dans l'*Iliade*, en raison de la différence des situations et des époques, tandis qu'avec l'*Odyssée* on se retrouve dans un milieu plutôt médical que chirurgical, parce qu'alors la période héroïque est sur son déclin. Ces réflexions suffisent à montrer que la recherche de l'antériorité *absolue* de la chirurgie ou de la médecine est vaine, un peu oiseuse et s'appuie sur de faux principes de critique historique. Tout se borne à savoir bien apprécier le caractère des documents qu'on interroge et à en tirer des inductions sur la prédominance *relative* et parfois apparante seulement de l'une ou l'autre branche des sciences médicales. Wilson (2) nous semble confondre les époques, n'avoir pas songé au *Rig-Véda* et s'attacher à des légendes plus récentes, quand il avance que chez les Indous la chirurgie à précédé la médecine. Au premier de ses jours l'homme a été également exposé aux attaques de la fièvre et au blessures; de là, très-probablement, sous une forme ou sous une autre, l'origine simultanée de la médecine et de la chirurgie. Seulement il faut remarquer que, suivant les époques de l'histoire et en raison de la diversité des compositions littéraires et des sujets qui y sont traités, c'est tantôt la médecine, tantôt la chirurgie qui est en relief.

D'autres dieux, et même presque tous les dieux partagent avec les Aswins les fonctions médicales; Agni, le feu, surtout le feu du sacrifice, le symbole de la vie renaissante au printemps (3), repousse la maladie gémissante, l'éloigne de ses fidèles adorateurs et la fait tomber sur ceux qui méconnaissent sa puissance (4);

(1) I, VIII, 4; 15. — I, VIII, 6; 8. — VII, VIII, 7; 8.
(2) *Recherches sur les sciences médicales et chirurgicales des Indous*, tirées du *Magasin oriental de Calcutta*, 1823, et insérées dans le recueil de ses *OEuvres*, vol. I, partie 3, p. 271.
(3) V, I, 7; 3.
(4) II, v, 6; 3. — V, I, 15; 7. — III, I, 9; 1. Cf. Wilson, t. III, p. 15, note 1. — De même pour Savitri (un des noms du soleil) : VIII, v, 6; 8.

Indra, l'éther, l'air azuré, ou la voûte éthérée enveloppant le monde, produit les plantes et les fleurs salutaires (1) ; la main bienfaisante et légère de Roudra, l'air, le maître des vents, le médecin des médecins, guérit les maux et procure les plantes bienfaisantes (2). Les Marouts, c'est-à-dire les vents, ont la même puissance (3) ; ils combattent le mal et la maladie (l'indestructible *Nirriti* de la race des malins esprits ou *Rakhasas*). On invoque aussi la Terre, parce qu'elle préserve de tout mal terrestre, et l'Air, pour qu'il éloigne tout mal aérien (4) ; ce qui est un premier essai, mais bien confus d'étiologie. On peut rapprocher de ce passage curieux le dix-huitième hymne de la septième lecture, huitième section :

Aux Viswadévas.

1. O Dieux, l'homme chancelle ; ô Dieux, vous le dirigez. O Dieux, l'homme commet des fautes ; ô Dieux, vous le rendez à la vie.

2. Deux vents soufflent, l'un de la mer, l'autre du continent lointain. Que le souffle de l'un te donne la force ; que le souffle de l'autre emporte le mal.

3. O Vent, apporte-nous le remède. O Vent, dissipe le mal. Tu possèdes tous les médicaments ; tu es l'envoyé des Dieux.

4. *Le Vent parle* : « Je viens à toi avec le bonheur et la santé. Je t'apporte la force et la beauté ; j'emporte la maladie. »

5. Que les Dieux, que les Marouts nous protègent. Que tous les êtres conservent ce (mortel) à l'abri de tout mal.

6. Les Ondes sont salutaires ; les Ondes repoussent la maladie. Elles renferment toute espèce de remèdes. Qu'elles te donnent la guérison.

7. Nous étendons vers toi nos mains qui sont comme ornées de dix rameaux (*les dix doigts*). Notre langue exprime nos paroles ; nous t'adressons une prière.

Quand on tâche de bien saisir l'esprit de cette vieille mythologie, on s'aperçoit que ce sont bien réellement les forces de la nature très-vaguement personnifiées, et non de véritables dieux ayant corps et âme comme dans Homère, que les Aryas invoquent dans les maladies et dans les autres nécessités de la vie. Ce n'est pas précisément de l'idolâtrie et encore bien moins du fétichisme, c'est le culte de la nature, dont toutes les manifestations ont vivement impressionné l'imagination de nos ancêtres dans des contrées où la nature est si puissante et si variée.

Ces réflexions s'appliquent également à l'invocation de Soma ; dans les hymnes anciens, Soma (5) n'est pas encore un dieu, mais l'aliment de la flamme du sacri-

(1) II, vi, 5; 7.

(2) II, vii, 10; 4 et 7. — II, vii, 10; 2 et 4. — Cf. I, vi, 9; 4 (Wayou, peut-être une des formes de Roudra.) — VIII, viii, 44; 1. (*Id.*)

(3) II, vii, 10; 13. — I, iii, 6; 6.

(4) VIII, i, 8; 5.

(5) Suc de l'*Asclepias acida* ou du *Sarcostemma viminalis* mêlé ordinairement avec du lait ou du beurre fondu. Voy. Pictet, *Orig. indo-europ.*, 2ᵉ p. 321-323. C'est l'*Ambroisie* des Grecs.

fice, et la liqueur même des libations, cette liqueur fermentée, pétillante, que les prêtres ont peine à contenir dans le vase, et qui procure un doux et salutaire enivrement. Le Soma ou Indou, tantôt seul, tantôt aidé par Roudra, éloigne, fait reculer, chasse, terrasse la maladie qui, dans sa marche tortueuse, veut attaquer les hommes et en triomphe ; il apporte l'abondance et la santé (1) ; mais sa vertu dépend moins de son action comme liqueur dont on s'abreuve que de l'œuvre pieuse qu'on accomplit par les libations (2).

On appelle tous les dieux (les *Wiswas* et *Wiswadevas*), et en particulier les Aswins, à son secours contre une maladie de peau que le poëte nomme la *lèpre blanche* (3), et aussi contre la maladie en général (4). Les dieux adorables repoussent des maisons les maladies qui accompagnent naturellement les pompes nuptiales (5), sans doute par suite des excès de tout genre qui s'y commettaient.

3. — LES MÉDECINS ET LA MAGIE.

C'est seulement dans une des sections les plus récentes du *Rig-Véda* qu'on rencontre un passage qui peut se rapporter aux vrais médecins. Le poëte, s'adressant à Soma, s'écrie, dans un hymne qui rappelle certains mouvements de la poésie élégiaque grecque : « Nos vœux sont variés, les œuvres des hommes sont diverses : le charron veut du bois, *le médecin une maladie*, le prêtre des libations (6). »

Dans la septième, et surtout dans la huitième section du *Rig-Véda*, on voit apparaitre la *magie* ou les opérations artificieuses et trompeuses (*déceptive*, Wilson), mais non pas encore la magie qui usurpe les droits de la médecine. Il y en a de deux sortes : la bonne et la mauvaise ; la bonne à laquelle président les dieux (7), et qui sert à combattre la mauvaise, celle des Raçkasas et des Souras (8). Mais c'est surtout dans l'*Atharva-Véda* que nous voyons la magie, ou du moins les jongleries sacerdotales (c'est-à-dire les *imprécations* et les *actes conjuratoires*, au lieu de la simple prière confiante et résignée), intervenir pour le traitement des maladies (9).

(1) V, iv, 19; 1. — V, iv, 20; 1. — VI, iv, 3; 11. — VII, iv, 7; 43. — VII, iv, 6; 16. — V, i, 13; 2. — Cf. VII, iv, 6; 16. — VII, iii, 10; 1. Par l'ensemble de ses vertus, le *Soma liqueur*, et *déification de cette liqueur*, semble un remède tantôt physique, tantôt moral, tantôt naturel et tantôt surnaturel.

(2) VIII, v, 6; 10 : Les vaches du sacrifice (c'est-à-dire les libations) sont un remède utile. — Voy. sur les sens multiples de ce mot *vache*, Langlois, t. I, p. 249, note 36; Pictet, *Origines indo-europ.*, 2ᵉ partie, p. 57-73 ; et surtout Benfey, *Gloss. du Sâma-Véda*; Leipzig, 1848. Voce *gô*.

(3) II, i, 1; 5. (*White-tinded skin*, Wilson.)

(4) VIII, ii, 2; 12. (Les maladies, l'impiété, la jalousie, l'avarice.) — Cf. VI, iv, 11; 5.

(5) VIII, viii, 14; 31.

(6) VII, v, 12; 1.

(7) Indra, les Aswins, Twachtri : VII, vii, 6; 4. — VIII, i, 8; 9. — Cf. VIII, ii, 10; 5. — VIII, vii, 5; 2 et 5.

(8) VIII, iii, 2; 7. — VIII, v, 5; 2. — VIII, vii, 5; 5. — Quelques traces se rencontrent dans les autres sections, par exemple, III, iv, 1; 1, — et aussi dans la terreur qu'inspiraient les *imprécations*.

(9) Cf. p. 17 : *Usage des plantes*, et note 5 de cette p. 17.

M. Pictet (1) a rapproché la médecine de la magie en s'appuyant sur certaines considérations tirées plutôt de la philologie que de l'histoire; mais il importe de distinguer, comme j'ai essayé de le faire, les simples prières en usage pour éloigner les maladies, et les pratiques de la magie ou sorcellerie, deux procédés qu'on ne doit pas considérer comme identiques, qui ne coexistent pas nécessairement, et qui dominent, tantôt l'un, tantôt l'autre, suivant les époques ou le degré de la civilisation.

Les mots *ydvaydmi* et *ydvay* (auxquels on identifie le grec *ἰάομαι, ἰατρός, ἴασις*), signifient *chasser la maladie* et *chasser le démon de la maladie* (2), cela est vrai; mais on peut remarquer que, dans les poëmes homériques, *φάρμακον* a tour à tour le sens de *poison*, de *charme* et de *remède* (3); cependant la médecine naturelle est fort distincte de la médecine magique, ou plutôt des pratiques de la magie; par conséquent, la double signification d'un mot sanscrit ne suffit pas à démontrer, contrairement à d'autres renseignements plus positifs, que *médecine* et *magie* sont synonymes dans le *Rig-Véda*. D'ailleurs, M. Pictet lui-même rapproche *mederi* de *meditari* (sanscr. *méth médh*), et les mots qui signifient *médicament* et *science*, — *médecin*, *sage* ou *savant*.

Sans doute, *savant* et *sorcier* sont souvent synonymes aux yeux du peuple; mais il est, en général, facile de distinguer les œuvres du savant de celles du sorcier, et de remettre chacun à sa place. Peut-être même que, à l'aide de la philologie, on pourrait déterminer l'âge approximatif des différents termes qui servent à désigner, ou séparément, ou simultanément, le médecin, ou l'apothicaire et le sorcier; c'est un problème dont M. Pictet n'a pas entrepris la solution, et qui finira, j'en ai l'espoir, par tenter quelque autre indianiste. L'analyse des mots, si savante qu'en soit la méthode, si ingénieuse qu'en apparaissent les résultats, ne suffit pas à créer l'histoire (4); il faut des textes et surtout une chronologie; mais, dans le travail de M. Pictet, les textes et la chronologie font également défaut; tout s'y réduit à une question abstraite d'étymologie où, faute d'intermédiaire, la filiation et la transformation des sens n'est pas toujours ni solidement établie, ni suivie de

(1) Dans Kuhn, *Zeitschrift für vergleichende Sprachforschung, u. s. w.*; t. V, 1856, p. 24-50, travail reproduit en partie avec des corrections dans *Origines indo-europ.*, 2e partie, p. 644 et suiv.

(2) Voy. Kuhn, *l. l.*, p. 50, un article de Kuhn lui-même sur la dérivation d'*ἰάομαι*.

(3) Ne sait-on pas aussi que dans certaines branches des langues indo-germaniques le même mot signifie *Dieu* et *Démon*; cependant ce n'est ni dans les mêmes temps ni dans les mêmes circonstances qu'on constate cette diversité de signification, et on ne pourrait pas conclure à l'identité absolue et permanente chez un des peuples de la race aryenne de l'idée de *Dieu* avec celle de *Démon*.

(4) Je trouve précisément, en corrigeant cette épreuve, une réflexion toute semblable de M. Barthélemy Saint-Hilaire sur les conséquences trop hardies et trop arbitraires que M. Pictet aime à tirer pour la connaissance de l'état social des Aryas, de l'analyse des mots et du rapprochement des idiomes indogermanique. M. Barthélemy Saint-Hilaire montre que les mots dans leur simplicité et leur isolement sont stériles et qu'il faut d'autres instruments que la philologie pour les féconder et pour en tirer l'histoire primitive de nos communs ancêtres. (*Journal des Savants*, juin 1866, p. 370 et suiv.)

très-près. Aussi, jusqu'à plus ample informé, je maintiens que, dans le *Rig-Véda,* « l'idée de salut et de guérison se lie aux procédés non plus magiques, mais sacrés, par lesquels on les obtenait. » Cette proposition est de M. Pictet lui-même ; elle résulte pour lui d'un cas particulier, c'est-à-dire de l'analyse d'un mot sanscrit comparé à des mots analogues dans d'autres branches des langues ariennes ; et moi je l'étends à tout l'ensemble du *Rig-Véda.* La nuance n'est pas toujours facile à marquer entre le *sacré* et le *magique,* entre le *sacer* et l'*omen ;* cependant, ce que je sais du *Rig-Véda* et de l'*Atharva-Véda* me porte à croire que le *sacré* appartient au *Rig-Véda* et le *magique* à l'*Atharva-Véda ;* il y a dans le premier plus d'abandon naïf chez les malades, plus de pieuse confiance chez les prêtres ; dans le second, on trouve, d'un côté, plus d'impatience et, de l'autre, des formules plus impérieuses. La crainte superstitieuse amène le despotisme sacerdotal.

4. — DES MALADIES ET DES PRATIQUES MÉDICALES.

Jusqu'ici, nous n'avons rencontré qu'un nom de maladie, celui de la *lèpre* (V. p. 10) ; mais nous pouvons encore en signaler deux, d'abord la *consomption* ou *phthisie* (*Raddjayakchma*), pour laquelle on implore le secours d'Agni et d'Indra (1), puis, si nous ne nous trompons, une allusion allégorique à l'effusion de sang (*dournaman*) qui accompagne l'avortement (2). Enfin, il y a quelques passages qui se rapportent à la piqûre des serpents ou autres bêtes venimeuses (3), piqûre très-redoutée des Aryas, qui voient du venin partout, contre laquelle il existe plusieurs conjurations, et dont les médecins, dans les siècles postérieurs, s'attachent particulièrement à combattre les conséquences fatales. Aussi, les meilleurs médecins, comme on le voit au temps d'Alexandre, étaient ceux qui se montraient les plus habiles dans le traitement des morsures venimeuses. Peut-être pourrions-nous trouver dans cette crainte des serpents les origines reculées du serpent d'Esculape ; ce qui serait un souvenir des légitimes préoccupations de nos ancêtres, car les serpents sont répandus à profusion dans l'Inde et dans les pays avoisinants (4).

On n'a pas besoin d'insister pour montrer que, dans cette médecine, tout est indécis, indéterminé, enveloppé de symboles ; que les dieux (j'entends ce mot à la façon des Indous) y jouaient le principal rôle, et que c'est bien là le caractère des époques primitives chez les peuples qui doivent arriver plus tard à un certain degré de civilisation et non pas rester dans les ténèbres de la barbarie, comme sont les sau-

---

(1) VIII, viii, 19 ; 1.

(2) VIII, viii, 20 ; 1 et 4.

(3) V, iv, 15 ; 1 et 4. — II, v, 8 ; 16, et presque tout l'hymne qui est une allégorie qu'on ne saisit d'un bout à l'autre que dans la traduction de Wilson.

(4) Voy. sur les noms multiples des serpents : Pictet, *Orig. indo-europ.*, 1re partie, p. 499 et suiv.

vages où le fétichisme se trahit par les superstitions les plus grossières et où nulle apparence de progrès ne se fait jamais sentir.

Ce caractère essentiellement religieux de la médecine s'est perpétué, car, dans un livre comparativement récent, mais qui est l'écho des plus vieilles coutumes et le résumé des rituels les plus anciens (1), il est dit : « Lorsqu'un homme est pris de maladie au moment où il allume le feu [du sacrifice], il doit se diriger vers l'est, le nord ou le nord-est (2); il invoque le feu et obtient sa guérison; après quoi il offre un sacrifice; » de même « celui qui est attaqué de *consomption* se délivre avec une offrande de crème et des prières. »

5. — PHYSIOLOGIE GÉNÉRALE, — IDÉE DE LA VIE.

La physiologie indoue n'est pas moins indécise que la médecine; cependant, on y peut remarquer la trace de quelques notions qui se développent et prennent corps chez les Grecs. Il semble que l'essence même de la vie, dans le *Rig-Véda*, comme dans Homère, soit l'*air;* la vie s'échappe à travers l'atmosphère, soutenue et conduite par les vents à sa dernière demeure, et quelquefois rappelée par la puissance des dieux (3). Les Vasous (*huit demi-dieux : feu, lune,* etc.) mettent un *souffle de vie (asouryam)* dans Agni, et, en plus d'un passage, il serait question d'*esprit vital,* de *force vitale* (4). Ce sont aussi le ciel, la terre et l'air qui rendent le *souffle vital* (5). On entrevoit aussi une théorie humorale où le souffle, mis au nombre des humeurs, remplace le sang (6) et où ne figure pas la bile noire. Plus tard, cette

(1) *Indische Hausregeln (Règles de la vie domestique),* dans *Abhandl. für die Kunde des Morgenlandes,* t. IV, cah. I, 1865; trad. du sanscrit par Stenzler : III, 6, et IV, 1.

(2) Voy. Pictet, *Orig. indo-europ.,* 2ᵉ partie, p. 485 et suiv., sur la *droite* et la *gauche,* le *sud* et le *nord.* Nous retrouverons cette question à propos des philosophes anté-socratiques, et même à propos de l'incubation dans les temples d'Esculape.

(3) VIII, 1, 13. — Cf. Weber, *Littérat. indienne,* p. 98; Pictet. *Orig. indo-europ.,* 2ᵉ partie, p. 539–542.

(4) V, II, 4; 6. — Cf. IV, VI, 4; 2 *strength verily,* Wilson). — V, I, 13; 1. — V, III, 2; 7. Je n'avance ces propositions, et je n'allègue ces citations que sous toutes réserves, car je me suis aperçu qu'en deux passages, par exemple (II, VII, 4; 4. — IV, VII, 2; 2), Langlois traduit *esprit vital* là où il n'en est pas question dans le texte, si je m'en rapporte à Wilson. — Le feu vital, c'est le feu artiste, *Agni-Twachtri* (espèce de Prométhée) qui assemble et donne les formes (VI, VII, 5; 8), et qui, air chaud, les anime. — Cf. VIII. VIII, 42; 1.— C'est lui aussi qui procure la fécondité : V, I, 14; 19. — Le *germe* est en puissance dans l'homme comme le feu (*Agni; ignis*) dans l'*arani* ou bois du sacrifice ; ce sont les *agitations,* les *frottements* qui dégagent l'un et l'autre ; cela ressort d'un grand nombre de passages. — Au moment où je corrige ces feuilles, la *Gazette hebdomadaire* (25 janvier) m'apporte un article de M. le docteur Liétard *sur la génération et la vie,* d'après le *Rig-Véda,* et j'y vois avec plaisir que nous arrivons à peu près aux mêmes conclusions. A mon sens, celles de M. Liétard sont peut-être trop positives ou trop exclusives, et l'ingénieux auteur ne tient pas assez compte, pour certaines parties du *Rig-Véda,* de l'intervention de l'*air* dans l'explication de la vie.

(5) VIII, I, 14, 7.

(6) Langlois traduit quelque part : *Les mortels atrabilaires* (III. II, 1; 15); mais il n'y a rien de cela dans le texte, d'après Wilson.

théorie modifiée joue un grand rôle dans la pathologie, et c'est, comme on voit, à une date bien reculée qu'il faut en faire remonter les premiers indices.

6. — GÉNÉRATION ; — ENFANTEMENT ; — SOINS AUX NOUVEAU-NÉS.

L'opinion que la semence émane de la femme comme de l'homme se fait déjà jour (1). « Quand le dieu *(Agni-Soma),* dit le poëte, s'étend pour le bonheur des hommes et développe avec force son énergique virilité, lui-même, invincible héros, façonne le sein de sa fille (la *flamme* ou la *science sacrée*). Alors, entre le ciel et la terre, ils se rapprochent, et le père devient l'époux de la fille; ils laissent échapper dans l'air quelques gouttes de leur semence féconde et le foyer du sacrifice en est arrosé. »

C'est encore dans le *Rig-Véda* que se rencontre, certainement pour la première fois, l'opinion que les enfants naissent à dix mois (2), opinion que nous rencontrerons désormais si souvent sur notre route : « Maître des bois sacrés (3), sors de ta prison comme l'enfant sort de la matrice de sa mère. O Aswins, écoutez mon invocation et délivrez Saptawadhri (l'*étincelle* ou le *feu renfermé dans le bois*)!... Porté pendant dix mois, sors du sein de ta mère enveloppé par les membranes utérines. Le jeune enfant est resté dix mois dans le sein de sa mère, qu'il en sorte vivant et fort; que le fils et la mère vivent heureusement! »

On peut croire qu'on lavait le nouveau-né aussitôt après sa naissance; du moins, cela semble dit pour les animaux (4). — Au chapitre quinzième du livre Ier des *Règles de la vie domestique* (5), on prescrit pour le nouveau-né du beurre et du miel dans une cuiller d'or; à six mois, on donnait de la viande de chèvre ou de perdreau, du riz, sur lequel on versait du beurre, suivant les souhaits qu'on formait pour le corps ou pour l'esprit de l'enfant; et, ici, il est bien difficile de distinguer le symbolisme d'avec l'hygiène (6).

7. — ANATOMIE.

Pour aborder avec quelque succès et quelque profit l'étude des connaissances anatomiques dont le *Rig-Véda* porte l'empreinte, il faudrait entrer sur le domaine de la philologie comparée, et surtout pouvoir disposer en maître des textes sanscrits. On se contentera donc ici de noter quelques expressions qui révèlent une certaine

---

(1) VIII, 1, 16; 5 et 6.
(2) IV, iv, 16; 5 à 9. — VIII, viii, 42; 3.
(3) L'*arani*, pièce de bois dont on retirait l'étincelle par le frottement.
(4) VII, iii, 11, 43.
(5) Voy. plus haut note 5.
(6) *Hausregeln,* I, 16.

habitude de l'examen des cadavres d'animaux de boucherie ou destinés aux sacrifices (1); encore, doit-on reconnaître que la nomenclature est, dans le *Rig-Véda*,
beaucoup moins riche et que l'observation n'est pas aussi pénétrante que dans
Homère, ce qui tient à la fois à la différence des époques et à la diversité des sujets.

Presque toutes les notions anatomiques du *Rig-Véda* se trouvent rassemblées
dans l'hymne suivant (2), qui est une conjuration contre les maladies dont les parties du corps peuvent être attaquées, et où il n'est pas malaisé de reconnaître une
forme liturgique, un ton déjà impérieux et des détails techniques qu'on chercherait
vainement dans les premières sections du *Rig-Véda* (3).

Hymne pour la guérison des maladies.

1. De tes yeux, de ton nez, de tes oreilles, de tes lèvres, de ta cervelle, de ta langue, j'enlève la maladie qui attaque la tête.

2. De ton col, de tes nerfs, de tes os, de tes jointures, de tes épaules, de tes bras, j'enlève
la maladie qui attaque le haut du corps.

3. De tes intestins, de ton fondement, de ton ventre, de ton cœur, de tes flancs, de ton foie,
de tes chairs, j'enlève la maladie.

4. De tes jambes, de tes genoux, de tes talons, de tes pieds, de tes reins, de tes parties
honteuses, j'enlève la maladie.

5. Du membre qui chasse le liquide (*urine?*), de tes poils, de tes ongles, de tout ton corps,
j'enlève la maladie.

6. De tous tes membres, de toutes les parties velues, de toutes les articulations, de tout ton
corps, j'enlève la maladie.

Les Indous tirent de fréquentes comparaisons des organes génitaux, surtout de ces
organes chez les femelles : le beurre du sacrifice est la matrice (*yoni-birth-place* dans
Wilson) d'Agni (4); le foyer du sacrifice est assimilé à la matrice, où les libations

---

(1) II, iii, 5; 19 : on offrait en sacrifice le cœur, la langue, la poitrine, d'après Langlois, t. I, p. 561,
note 35.

(2) VIII, viii, 21.

(3) Voy. aussi, autant qu'on peut s'en fier à l'interprétation de Langlois, II, iii, 5; 19.— VII, vii, 9;
17 (les *membres* en général). — VIII, iv. 5; 10-14 (*membres* en particulier, *dents* à double rangée,
bouche, bras, cuisses, pieds, oreilles). — VI, iv, 4; 14 (*mâchoires d'Agni armées de dents*). — VI, v,
9; 10 (*mâchoires* d'Indra). — V, iv, 20; 2 (la Prière montre ses *dents* qui mordent les *gencives*). — VI,
v, 2; 12 (*gosier* de Varouna). — V, i, 8, 7 (remplir son *ventre*). — VIII, iv, 1; 15 (double *ventre* d'In-
drani, c'est-à-dire le ciel et la terre).— VII, viii, 12; 4 (*estomac* (?) d'Indra).— VII, iii, 11, 22 (*entrailles*
d'Indra).— V, iv, 21; 13 (*épaules et poitrine* des Marouts). — II, vii, 11; 2, et VII, vii, 9; 14 (*mamelle?* oudhan ; *mamelle* de la vache céleste). — VIII, iv, 1; 8; VI, v, 9; 3 (*sein* ou *mamelle?*).— IV, iv,
16; 8. — Cf. III i, 23; 11 (*enveloppes, membranes* de l'*embryon—garbha-âsoura*). — V, i, 14; 18, et VI,
vii, 3; 7 (*nerfs* d'Agni et de Vritra). A en juger par un passage de l'*Aithareya-brahmana* du *Rig-
Véda*, extrait par M. Barthélemy Saint-Hilaire (*Journal des savants* de septembre 1866, p. 557), l'explication canonique des rites fournirait, à propos des sacrifices, une nomenclature anatomique assez riche
et se rapportant à une époque encore ancienne. En effet, il n'y avait pas moins de trente-six morceaux de
la bête immolée, et qui tous avaient des noms : la *mâchoire*, la *poitrine*, la *gorge*, le *palais*, l'*échine*, la
vessie, etc.

(4) II, v, 11; 11.

de Soma conçoivent Agni (1). On pourrait peut-être trouver une certaine analogie entre la forme du foyer du sacrifice, telle que la donne Stevenson (2), et la forme de la matrice munie de ses cornes, telle qu'elle se présente chez la plupart des mammifères. Les bassins du Soma, placés de chaque côté du foyer, sont comparés à deux *djaghanas* (3). Enfin ces phrases : briser les résistances de la pudeur (4), forcer l'entrée du sein d'une femme (5), sont des allusions évidentes aux parties génitales externes, et peut-être, dans le premier cas, aux obstacles qu'offre la membrane hymen.

On ne lira pas non plus sans intérêt l'hymne suivant (6) que j'ai déjà mentionné plus haut, et qu'on chantait en faveur des femmes enceintes. On y reconnaîtra même l'idée de l'obsession des mauvais esprits durant le sommeil, et qui a tenu tout le moyen âge en si grande épouvante.

Hymne pour la femme enceinte.

1. O femme, qu'uni au sacrifice, Agni, l'ennemi des Rakchasas, tue celui qui, sous le funeste nom de *flux de sang*, siége dans ton ventre pour nuire à ton fruit.

2. Oui, qu'Agni, uni au sacrifice, tue le cruel Rakchasa qui, sous le nom de *flux de sang*, siége dans ton ventre pour nuire à ton fruit.

3. Le Rakchasa qui attaque le germe que tu sens frémir et serpenter en ton sein, et veut détruire ton fruit, doit périr par nous.

4. Le Rakchasa qui écarte tes jambes, force l'entrée de ton sein, et s'attache à ton fruit pour le dévorer, doit périr par nous.

5. Le Rakchasa qui, sous la forme d'un frère, d'un mari, d'un amant, s'approche de toi, et veut détruire ton fruit, doit périr par nous.

6. Le Rakchasa qui profite de ton sommeil ou des ténèbres pour troubler ta raison, et veut détruire ton fruit, doit périr par nous.

C'est sans doute du berceau commun de la race aryenne que les Hellènes ont apporté l'idée de prendre l'ombilic comme dénomination du centre, car nous retrouvons cette idée dans plusieurs passages du *Rig-Véda* : « Dans l'*ombilic* du sacrifice j'ai reçu celui qui est notre *ombilic* (7). » C'est-à-dire, j'ai versé dans le foyer

(1) II, vi, 2, 3. — III, i, 23; 10. Suivent les noms de l'*embryon*, du *nouveau-né* et d'*Agni développé*. — VIII, i, 6; 1.

(2) Voy. Langlois; t. II, p. 256.

(3) I, ii, 9; 2. — Il s'agit peut-être des *testicules* ou des *ovaires*, ou peut-être seulement des deux *aines*. — Il me semble que la *croix ansée* des Égyptiens est aussi une figuration détournée et symbolique de l'utérus.

(4) VIII, iv, 1; 16.

(5) VIII, viii, 20; 4.

(6) VIII, viii, 20.

(7) VI, vii, 16; 8. — Cf. Langlois, t. III, p. 491, note 32.

Soma qui est lui-même le centre du monde. Ailleurs on lit (1) : « Sous l'*ombilic* du dieu incréé (*Adja*) reposait un œuf dans lequel se trouvaient tous les mondes; « ailleurs encore l'air naît de l'*ombilic* d'Agni, créateur des êtres (2); » enfin Agni est représenté comme l'ombilic de la terre (3). Nous aurons ailleurs l'occasion de revenir sur les cosmogonies indiennes à propos des cosmogonies imaginées par les philosophes anté-socratiques (4).

8. — USAGE SUPERSTITIEUX DES PLANTES.

Telle est la première période, ou, si l'on aime mieux, la première phase de la médecine chez les Aryas : quelques termes vagues d'anatomie; très-peu de physiologie; deux ou trois noms de maladies; nulle mention de moyens thérapeutiques; une seule allusion à un médecin; mais non plus ni dieu spécial de la médecine, ni prêtres médecins, et, par conséquent, ni temples dont on essaye de faire des cliniques, ni jongleries qui simulent un traitement (5). On y remarque seulement une foi pure, simple, naïve, enfantine en la puissance des agents du monde extérieur invoqués sous la personnification divine; un abandon absolu, et certainement désastreux, du malade et de la maladie, non pas aux forces bien dirigées de la nature, mais à tous les hasards du mouvement pathologique. Cette première période de l'histoire de la médecine devrait plutôt s'appeler l'absence de toute médecine; cependant ce n'est pas, tant s'en faut, l'état sauvage; on entrevoit même durant ces siècles sans date quelques germes qui préparent à une intervention plus réelle et plus efficace de l'homme dans le traitement de ses maladies. Par exemple, dans les dernières sections du *Rig-Véda*, l'invocation aux plantes prend un sens plus médical, quoique ce soit le prêtre qui fasse office de médecin, et que l'action des plantes soit en quelque sorte soumise à la prière du prêtre; toutefois, il ne s'agit pas seulement des plantes qui servent à alimenter le feu du sacrifice ni à fabriquer le *Soma;* du moins on en peut trouver la preuve dans l'hymne suivant que je prends plaisir à citer tout entier (6) :

(1) VIII, iii, 11; 6.

(2) VIII, iv, 5; 14.

(3) I, iv, 13 ; 2.

(4) V. p. 22, note 1.

(5) Weber a publié, dans les *Mémoires* de l'Académie de Berlin, année 1858, 2ᵉ partie, p. 313 et suiv., deux textes védiques sur les *Omina et portenta*, tirés, le premier, d'un des commentaires (*Adbhuta-Brâhmana*) du *Sama-Véda*, le second, du xiiiᵉ livre d'un commentaire (*Kauçica sûtra*) de l'*Atharva-Véda* (cérémonies expiatoires pour différents prodiges, et présages). Dans le premier texte il y a (p. 521) un passage qui regarde la conjuration de certains symptômes précurseurs du mal : la perte d'appétit, les troubles de la digestion, l'insomnie, la somnolence, la faim canine, etc. Les autres conjurations s'adressent aux accidents ou aux malheurs les plus divers de la vie.

(6) VIII, v, 3. — On ne saurait déterminer dans quel sens les Eaux et les Plantes sont invoquées, VIII, ii, 5; 10. — Cf. V, iii, 15, 23 et V, iii, 16; 6.

2

Hymne aux Plantes.

1. Je veux chanter les cent sept espèces de ces plantes antiques et brunes, qui, nées pour les dieux, ont vécu trois âges.

2. O mères, capables de cent œuvres merveilleuses, vous comptez cent espèces, vous comptez mille tiges. Préservez-moi de la maladie.

3. Réjouissez-vous, ô Plantes couvertes de fleurs ou de fruits. Telles que des cavales victo-rieuses, emportez-nous loin des maladies.

4. O Plantes, ô mères divines, voici ce que je vous dis : Pour vos présents, je donnerais mon cheval, ma vache, mes vêtements ; je donnerais ton souffle même, ô Pouroucha !

5. Votre demeure est dans l'Aswattha, dans le Palâsa. C'est de vous que nous tenons nos vaches et Pouroucha lui-même.

6. O Plantes, quand vous êtes réunies comme un conseil de rois, celui qui vous honore est à la fois prêtre et médecin ; il donne la mort aux Rakchasas, comme il chasse les Maladies.

7. Je chante pour l'affermissement de notre santé toutes les Plantes, l'Aswâvatî, le Somavatî, l'Oûrdjayantî, l'Oudodjas.

8. Telles que les vaches sortant du pâturage, telles sont les vertus de ces Plantes qui don-nent tous les biens, qui inspirent ton souffle même, ô Pouroucha !

9. Vous avez pour mère Ichriti ; vous êtes faites pour la parure. Vous êtes vives et légères. Quand un homme est malade, c'est vous qui lui rendez sa force.

10. Tout ce qui nous entoure court à la maladie, comme le voleur de bestiaux court au pâturage. Les Plantes chassent la maladie loin de notre corps.

11. Quand, pour soulager la souffrance, ma main prend ces Plantes, l'esprit de la maladie périt, ainsi qu'autrefois Djîvagribba.

12. Telles qu'un roi entouré de son armée, ô Plantes, vous pénétrez dans nos membres, dans nos jointures, et vous en expulsez la maladie.

13. O maladie, tombe ainsi que le geai criard, le vent rapide ; meurs, ainsi que l'alligator.

14. Réunissez-vous ; prêtez-vous un appui mutuel. Toutes, d'un commun accord, écoutez ma voix.

15. Qu'elles aient des fruits ou qu'elles n'en aient point, qu'elles soient couvertes de fleurs ou qu'elles en soient privées, toutes, enfants de Vrihaspati, qu'elles nous délivrent du mal.

16. Qu'elles me délivrent du mal que produit une imprécation, des liens de Varouna, des chaînes d'Yama, des fléaux que nous envoient les dieux.

17. J'ai chanté les Plantes qui descendent du ciel autour de nous. Que Pouroucha respecte notre vie.

18. O Somalatâ, tu es la reine de toutes ces Plantes abondantes et sages. Tu es la première parmi elles ; tu satisfais au désir et tu charmes le cœur.

19. O Plantes qui avez pour reine la Somalatâ, enfants de Vrihaspati, qui vous dressez sur la terre, donnez la force au malade.

20. Ne vous irritez point contre moi qui vous arrache, contre le malade pour lequel je vous cueille. Que chez nous bipèdes et quadrupèdes soient bien portants.

21. O Plantes qui entendez ma voix, et vous qui êtes éloignées, unissez-vous toutes pour donner la force au malade.

22. Les Plantes disent à Somalatâ, leur reine : « O reine, nous sauvons celui que nous recommande le prêtre. »

23. O Somalatâ, tu es la première parmi nous. Les arbres sont tes sujets. Qu'il devienne notre sujet celui qui nous attaque.

9. — AUX INVOCATIONS SUCCÈDENT LES CONJURATIONS.

La période des invocations nous conduit à la période de conjurations (1), où nous voyons apparaître l'usage superstitieux de plantes et d'autres moyens physiques plus déterminés. Las d'attendre avec patience la bienveillance secourable des divinités protectrices, les Aryas attaquent le ciel de vive force et contraignent par des charmes les dieux à leur venir en aide; le résultat n'est pas meilleur, mais l'imagination est plus satisfaite; on croit aux sorciers quand on ne croit guère ou qu'on croit mal en Dieu. C'est la seconde période védique, dont nous dirons ici quelques mots pour compléter cette vue d'ensemble et marquer les grands traits de la médecine parmi les Indous d'après les anciens documents.

Quoique le *Sâma-Véda* soit tiré presque uniquement du *Rig-Véda*, il offre néanmoins un grand intérêt pour l'histoire littéraire, puisque, en plusieurs de ses parties, il représente le *Rig* avant la rédaction en samhita, c'est-à-dire dans sa forme primitive; mais, en ce qui concerne la médecine, ce n'est pas le *Sâma* qui peut nous instruire; ce seraient les *Brahmanas,* espèce de commentaire qui, pour les différents *Vedas,* servent de lien entre les hymnes ou les formules du sacrifice, et fournit toutes sortes d'explications précieuses pour les détails du rituel, et même pour les usages domestiques qu'il nous faudrait interroger. Ainsi, le cinquième livre du *Schadvinça-Brâhmaṇa,* du *Sâma-Samhita*, renferme les cérémonies conjuratoires contre les maladies ou accidents des hommes et des animaux, contre les prodiges célestes ou terrestres, les apparitions, la perte des objets, etc. (2); mais on ne possède la traduction que de courts et rares fragments des *Brâhmaṇas* ou des autres vastes appendices et commentaires des *Védas.*

L'*Yajur-Véda,* d'après les renseignements fournis par Wéber (3) et par d'autres indianistes, ne paraît rien contenir qui se rapporte à notre sujet ni dans l'une ni dans l'autre des deux parties dont il se compose (*Yajus noir* et *Yajus blanc*).

Comme l'a remarqué Weber (4), dans le plus récent des Védas, dans l'*Atharva-*

---

(1) Nous reviendrons sur ce sujet à propos de Théophraste.

(2) Weber, *l. l.*, p. 143-144.

(3) *L. l.*, p. 167-251. Voyez aussi Liétard, *Lettres*, etc., p. 46.

(4) *L. l.*, p. 64; Cf. page 271, sur l'anatomie dans la *Garbha-Upanishad* de l'*Atharva.* Voyez aussi un important travail de M. Grohmann sur la médecine de l'*Atharva-Véda*, dans A. Weber. *Indische Studien*, IXe vol., 2e et 3e cahiers; Leipzig, 1865. — Nous aurons prochainement l'occasion de parler de ces recherches.

Véda, où l'on distingue cependant des morceaux très-anciens, on est sous l'empire pusillanime des mauvais esprits et de leur pouvoir magique, on redoute les dieux, on n'a plus en eux une pieuse confiance (1); le peuple a perdu son indépendance et sa spontanéité; il y apparaît enveloppé dans les liens de la théocratie et de la superstition. Ce Véda et le *Schadvinça-Brahmana* du Sâma représentent, à mon avis, sinon exactement pour la chronologie et pour toutes les conditions de civilisation, du moins en ce qui regarde l'histoire de la médecine, l'époque de l'*Odyssée*, celle où commencent à se développer chez les Grecs les pratiques de la magie et de la théurgie; mais tandis que chez les Grecs ces pratiques font de vains efforts pour se substituer à la médecine naturelle, qui déjà et de très-bonne heure avait acquis la suprématie, elles se perpétuent, prennent les plus vastes proportions et règnent à peu près souverainement durant de longs siècles parmi les Indous.

Il y aurait donc lieu de revenir sur ces diverses questions, et, en particulier, sur l'*Atharva-Véda*, quand l'occasion se présentera de traiter de la mythologie médicale grecque, à propos des temples d'Esculape.

Enfin la troisième et dernière période de l'histoire de la médecine indoue correspond à la rédaction de l'*Ayur-Véda* attribué à Susruta, *Ayur-Véda*, où la médecine est considérée comme une révélation divine, mais où la science a repris cependant une partie de ses droits, grâce sans doute à quelque influence étrangère; car on peut supposer, et sans l'appui des autres preuves que nous ferons valoir plus tard, que les brahmanes ont eu la main forcée lorsqu'ils ont laissé pénétrer peu à peu quelques lueurs de l'esprit scientifique dans un Véda, même dans un Véda accessoire, eux qui avaient gardé si longtemps le monopole des exorcismes et des cures merveilleuses! Cette troisième période de la médecine indoue est sans contredit la plus intéressante, mais l'on doit en réserver l'étude pour le moment où la suite chronologique de l'histoire nous amène pour la première fois en présence de l'*Ayur-Véda* de Susruta.

10. — COMMENT ET POURQUOI LA POÉSIE PRIMITIVE NOUS RENSEIGNE SUR L'ÉTAT DES SCIENCES COMME SUR L'ÉTAT DES MOEURS.

On objectera peut-être que ce n'est pas dans des hymmes qu'il faut aller chercher

_____

(1) Dans un mémoire sur les *Doctrines psycho-physiologiques des anciens philosophes hindous* (*Annales médico-psychol.*, novembre 1843 et surtout janvier 1844, t. III, p. 1-16), M. le docteur Cerise, à propos de la cosmologie et de l'anthropologie indienne, présente quelques considérations intéressantes sur la théorie des éléments, des tempéraments, des sens, des facultés sensoriales, d'après les philosophes hindous, et les a rapprochées de celle des philosophes grecs; mais les textes sur lesquels s'appuie notre savant confrère sont comparativement modernes. — Voy Weber, *Hist. de la litt. ind.*, p. 355 et suiv. Nous ne sommes pas, dit-il, encore assez avancés dans la connaissance de la philosophie indienne, nous ne possédons pas assez de textes pour décider toutes ces questions et essayer ces rapprochements.

des documents sur l'histoire des sciences et en particulier sur l'histoire de la médecine, et que, par conséquent, nous ne pouvons rien conclure du *Rig-Véda* touchant l'état réel de la médecine parmi les Aryas. Sans doute nous serions mieux renseignés si nous trouvions au début de la littérature indoue deux poëmes de nature différente, comme au début (début relatif bien entendu, puisque les antécédents manquent) de la littérature hellénique. Cependant cette objection n'est pas aussi sérieuse qu'il semble à première vue. D'abord nous n'avons pas autre chose que des hymnes et nous devons bien nous en contenter; en second lieu, chez tous les peuples la poésie populaire primitive est l'écho fidèle des connaissances de ces peuples; en troisième lieu, les formes de la littérature correspondent assez exactement aux formes de la civilisation, et quand un peuple ne chante que les dieux, c'est qu'il n'a encore que les dieux pour auxiliaires dans toutes les choses de la vie ; c'est le propre des peuples enfants et des peuples en enfance (1). Aux premières lueurs de la civilisation la nature étonne, charme ou épouvante, mais on n'a pas même l'idée de la maîtriser, et on en divinise toutes les manifestations; un peu plus tard on commence à s'apercevoir que l'homme dispose de forces qui souvent peuvent contre-balancer avec avantage les forces du monde extérieur ; mais presque aussitôt et presque en même temps l'homme se laisse à son tour maîtriser par son semblable, par les chefs, — surtout par les ministres des dieux; il n'a pas assez de science pour observer avec sûreté et pour diriger ses instincts vers l'emploi naturel de sa puissance; il rencontre alors plus de sujets de terreur que d'admiration et de confiance; la théologie spontanée, naïve, devient une théologie calculée, réglementée, où la superstition pénètre de tout côté par l'influence des castes sacerdotales. L'action de ces castes, d'abord salutaire, naît directement et spontanément des sentiments religieux primitifs; mais peu à peu, elles prennent une suprématie tyrannique en entretenant la pusillanimité de l'esprit, et en étouffant les efforts naturels de la pensée.

Cette marche de l'esprit humain, qu'il est plus facile peut-être de constater que d'expliquer, on peut la suivre pour ainsi dire pas à pas dans les *Védas;* et même d'une partie à l'autre du *Rig-Véda*, on observe des nuances très-sensibles et fort curieuses à étudier. Dans les hymnes qu'on tient pour les plus anciens, les Aryas ne paraissent avoir eu, en ce qui touche leurs maladies, aucun intermédiaire entre eux-mêmes et les dieux secourables ; — tandis que dans les hymnes qui passent pour les plus récents on rencontre, en même temps que la mention expresse des médecins, un culte plus fortement organisé, mille détails de la vie publique ou

(1) Nous reviendrons sur ce sujet à propos des *Sagas* des peuples du Nord, et quand nous aurons à nous occuper des superstitions médicales chez les nations abâtardies, ou dans les classes mal instruites du pouvoir et des droits de la nature et de la science.

rivée, des essais de cosmogonie (1), et de doctrines philosophiques (2) qui trahissent un second degré de civilisation, des formes littéraires plus travaillées et parfois moins pures, enfin des passions plus ardentes et souvent plus mauvaises ; ce qui prouve bien que les hymnes, comme les autres genres de la littérature, peuvent être l'expression de toute la vie d'un peuple.

Les différences sont si tranchées, même dans la traduction française de M. Langlois, entre les divers groupes d'hymnes du *Rig-Véda*, que je suis étonné de ne pas les voir plus expressément marquées dans l'ouvrage de Weber (3) qui avait le sanscrit à sa disposition.

L'histoire de la médecine commence pour nous, chez les Grecs, dans deux poëmes épiques ; puis, un peu plus tard, nous en trouvons quelque trace dans un poëme didactique ; mais après Homère et après Hésiode, c'est la poésie lyrique ou la poésie tragique qui, durant un assez long temps, sont nos seules sources de renseignements ; cependant, même dans ces genres littéraires, en apparence si ingrats, nous pouvons reconnaître certains progrès en anatomie, en physiologie et en pathologie qui nous permettent de suivre, quoique de bien loin, le mouvement de la science. Il n'y a donc pas de raison de marquer une défiance absolue pour les hymnographes indous quand nous profitons si heureusement et si légitimement des lyriques grecs.

Ces secours étrangers sont à peu près inutiles lorsque la littérature scientifique est très-abondante ; cependant, même après Hippocrate, ou, pour mieux dire, de tout temps, nous pouvons recueillir plus d'une information complémentaire importante

(1) L'hymne suivant (VIII, vii, 10) ne rappelle-t-il pas le début de la *Genèse* ?

L'AME SUPRÊME.

1. Rien n'existait alors, ni visible ni invisible. Point de région supérieure, point d'air, point de ciel. Où était cette enveloppe du monde ? dans quel lit se trouvait contenue l'onde ? où étaient ces profondeurs impénétrables de l'air ? — 2. Il n'y avait point de mort, point d'immortalité. Rien n'annonçait le jour ni la nuit. Lui seul respirait, ne formant aucun souffle, renfermé en lui-même. Il n'existait que lui. — 3. Au commencement les ténèbres étaient enveloppées de ténèbres ; l'eau se trouvait sans impulsion. Tout était confondu. L'Être reposait au sein de ce chaos, et ce grand Tout naquit par la force de sa piété. — 4. Au commencement l'Amour fut en lui, et de son esprit jaillit la première semence. Les sages de la création, par le travail de l'intelligence, parvinrent à former l'union de l'être réel et de l'être apparent. — 5. Le rayon de ces sages partit en s'étendant en haut comme en bas. Ils étaient grands, ces sages ; ils étaient pleins d'une semence féconde tels qu'un feu dont la flamme s'élève au-dessus du foyer qui l'alimente. — 6. Qui connaît ces choses ? qui peut les dire ? D'où viennent les êtres ? Quelle est cette création ? Les Dieux ont été aussi produits par lui. Mais lui, qui sait comment il existe ? — 7. Celui qui est le premier auteur de cette création la soutient. Et quel autre que lui pourrait le faire ? Celui qui, du haut du ciel, a les yeux sur tout ce monde, le connaît seul. Quel autre aurait cette science ?

(2) Les recherches de M. Liétard tendent à établir une certaine liaison entre les diverses ébauches des systèmes philosophiques et cosmogoniques avec les doctrines physiologiques chez les premiers Indous. Nous attendons avec impatience le développement et les preuves des idées ingénieuses qu'il a déjà émises à ce sujet dans ses *Lettres*.

(3) Voy. *Hist. de la littérature indienne*, pages 93-99.

dans les ouvrages classiques et dans presque tous les autres écrits non médicaux ; j'en fournirais, au besoin, des preuves multipliées.

Bornons là ces considérations générales qui n'étaient pas inutiles pour bien préciser le but, le caractère et les résultats de nos recherches présentes et de celles qui pourront suivre dans le domaine de la littérature extra-médicale, recherches qui d'ailleurs n'ont jamais été faites pour tout l'ensemble de notre histoire ; — je n'ai pas la prétention d'épuiser cette veine féconde : je désire seulement mettre sur la voie et ouvrir ainsi de nouvelles perspectives.

TABLE DES CHAPITRES

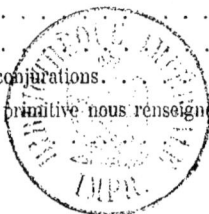

PARIS. — Typographie Félix MALTESTE et Cᵉ, rue des Deux-Portes-Saint-Sauveur, 22.

www.ingramcontent.com/pod-product-compliance
Lightning Source LLC
Chambersburg PA
CBHW060511200326
41520CB00017B/4998